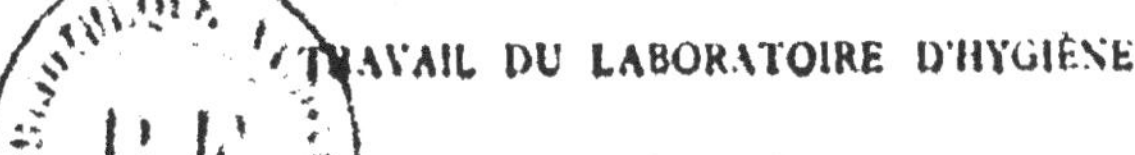
TRAVAIL DU LABORATOIRE D'HYGIÈNE

Les Dispensaires Antituberculeux

TYPE CALMETTE

Le Dispensaire de Lyon

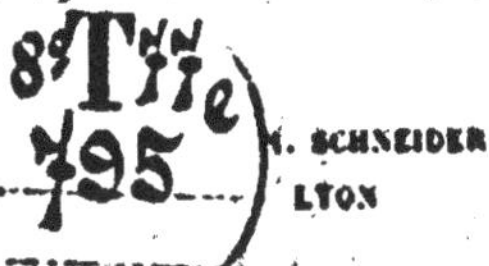

SCHNEIDER
LYON

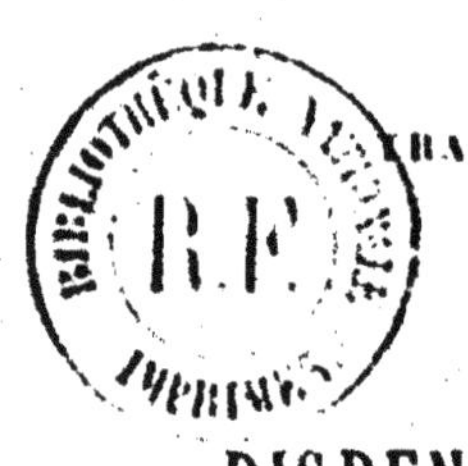

TRAVAIL DU LABORATOIRE D'HYGIÈNE

LES

DISPENSAIRES ANTITUBERCULEUX

TYPE CALMETTE

LE DISPENSAIRE DE LYON

TRAVAIL DU LABORATOIRE D'HYGIÈNE

LES DISPENSAIRES ANTITUBERCULEUX

TYPE CALMETTE

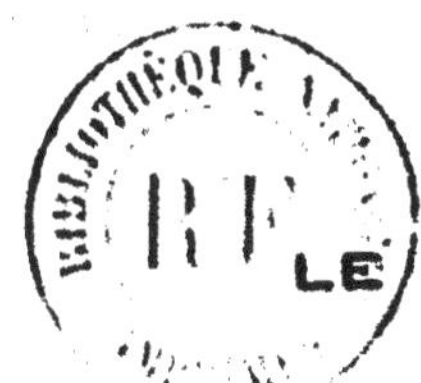

LE DISPENSAIRE DE LYON

PAR

Le Dr Jean MALHERBE

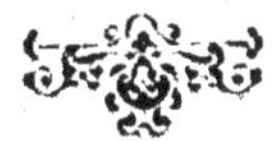

LYON
IMPRIMERIE B. SCHNEIDER
Anc Schneider frères
Quai de l'Hôpital, 9

1905

AVANT-PROPOS

La mortalité causée par les plus grandes épidémies de choléra asiatique durant le siècle dernier semble formidable ; en effet, on compte en 1832 ; 102,739 décès : l'épidémie de 1848-49 a fait 100,660 victimes et celle de 1853-54 : 143,478.

Malgré ces chiffres énormes, la mortalité causée par le choléra est cependant beaucoup moins considérable que celle causée chaque année par la tuberculose.

En effet, sur les 850,000 décès annuels survenus en France, il y a en 200,000 imputables à la tuberculose. Si au lieu d'être répartis sur toute la France ces 200,000 décès restaient localisés dans la même ville, on verrait la tuberculose faire disparaître chaque année une ville d'une population égale à celle de Toulouse, Rouen, Nantes, etc...

Tandis qu'il meurt à Paris 4 ou 5 typhiques par semaine (15 à 20 dans les grandes épidémies), il meurt toutes les semaines 250 à 300 tuberculeux.

A Lyon, la tuberculose fait près de 2,000 victimes par an.

Ces chiffres prouvent bien que la tuberculose fait a elle seule plus de victimes chaque année que la plus terrible des épidémies. Et cependant, personne jusqu'à ces dernières années ne s'est ému.

On redoute les maladies à grand fracas qui viennent de l'étranger, tandis qu'on s'accoutume aux maladies chroniques que l'on voit tous les jours autour de soi : ce qui se passe pour la tuberculose en est un exemple frappant.

Pour beaucoup ce fléau est inévitable et devient pour le plus grand nombre la façon normale de s'acheminer vers la mort.

Il ne s'agit plus cependant d'une maladie mystérieuse, nous avons devant nous une maladie contagieuse, mais évitable et curable qui devient un péril national.

Il ne faudrait pas croire que la France seule est atteinte de ce fléau, les autres pays, si nous nous en rapportons aux chiffres de M. Brouardel (1) * payent également un tribut à la tuberculose, mais nous sommes avec la Russie au haut de l'échelle. En effet, il meurt par 10,000 habitants :

en Russie.......	40	tuberculeux
en France.......	30	—
en Allemagne....	22	—
en Angleterre ...	13	—

Au Congrès de la tuberculose de Londres, on a établi que les chiffres dans les grandes villes ont diminué :

en Angleterre..	15 °/.
en Allemagne..	10 °/.

En France la tuberculose a augmenté de 7 °/..

En même temps que la tuberculose augmente dans les grandes villes, elle ne diminue pas dans les cam-

* Les chiffres entre parenthèses correspondent aux numéros de l'index bibliographique.

pagnes. Il a été démontré par des statistiques que dans les campagnes la mortalité avait été augmentée de 15/17 par 10,000 habitants.

Les 200,000 tuberculeux qui succombent chaque année dans notre pays supposent un nombre considérable de malades disséminés partout, diffusant autour d'eux le germe contagieux et venant ainsi chaque année augmenter le nombre des contaminés.

Comment se fait-il qu'en France la mortalité augmente, alors qu'elle diminue ailleurs ?

Le froid de nos hivers n'est cependant pas plus rigoureux qu'en Allemagne, ni nos brouillards plus épais qu'en Angleterre.

Nous allons examiner ce que nos voisins ont fait pour lutter contre le grand fléau actuel de l'humanité, puis nous dirons ce qui a été tenté en France.

C'est la Grande-Bretagne qui depuis trente ans (loi de 1875) a fait le plus grand effort et a obtenu le plus beau succès. Les statistiques montrent une diminution progressive de la mortalité.

L'amélioration dans les salaires, la nourriture, le logement, le vêtement, une meilleure réglementation du travail ont donné des résultats merveilleux. La cause la plus directe de ces heureux succès revient aux progrès de l'aération des habitations et des ateliers de travail.

Sous la direction du *Local Government Board* disparurent les maisons sordides et sans air, humides, où végétait tout une population vouée à la tuberculose.

Les propriétaires s'associent pour prévenir toute négligence qui exposerait son auteur et ses voisins aux dangers d'une maladie ; aussi le prix des loyers est en raison directe de la bonne réputation et de la salubrité de la maison.

« Dans chaque district, un officier de santé a la haute « direction de l'hygiène locale; des inspecteurs de la « santé publique visitent les diverses maisons et obligent « les propriétaires à faire les réparations utiles.

« La tuberculose, qui frappait la population dans « la proportion de 24.89 par 10.000 habitants, ne « l'atteint plus que dans la proportion de 17.36, soit « une différence de 7.53. »

∴

« La tuberculose est la plus curable des maladies chroniques. » Cette phrase de Grancher résume l'idée directrice de la lutte entreprise en Allemagne contre la tuberculose.

Puisque le tuberculeux est curable, il fallait créer des établissements où il pût recevoir des soins spéciaux.

C'est ce que les médecins allemands ont cherché à réaliser. Ils ont basé leur méthode curative sur trois prescriptions fondamentales : l'alimentation, l'aération, le repos.

Ces trois règles allaient être appliquées dans des établissements spéciaux : les *sanatoriums*.

Le sanatorium étant un instrument de cure n'ouvrirait ses portes qu'aux individus suspects de tuberculose, ou encore à ceux dont les lésions seraient peu avancées : c'est-à-dire aux malades curables.

Grâce à une législation éminemment pratique, « l'assurance obligatoire » contre les accidents, contre la maladie, contre l'invalidité et la vieillesse, un capital énorme allait se réaliser, qui servirait à l'édification et à l'entretien de nombreux sanatoriums pour pauvres sur tout le territoire allemand (3).

Sous l'impulsion de Brehmer, Dettweiler, Pannwitz, Von Leyden, pour ne citer que ceux-là, la méthode progresse depuis quarante-cinq ans

Elle n'a jamais été mise en défaut, si bien que l'Allemagne compte aujourd'hui plus de 25 sanatoriums gratuits pour ouvriers, où sont répartis plus de 80,000 lits.

En moyenne, chaque lit coûte 10,000 francs ; la journée de chaque malade, 3 fr. 70. Les secours alloués à la femme du malade en traitement sont de 1 fr. 25 à 1 fr. 50 par jour. Lorsqu'il y a deux ou trois enfants, l'habitude est de payer le loyer de la famille pendant tout le temps que le mari passe au sanatorium.

Les résultats obtenus dans ces établissements sont très encourageants : en 1886, le docteur Dettweiler donnait une moyenne de 72,5 % de guérisons véritables.

En 1901, la statistique de l'Office impérial d'hygiène indiquait qu'il était entré 12,000 malades et que 9,000 étaient sortis guéris et avaient pu continuer à travailler pendant plus de trois ans : quelques-uns avaient été obligés de revenir.

Dans l'état actuel de nos lois et de nos mœurs, pouvons-nous en France appliquer, dans la lutte contre la tuberculose, les moyens qui donnent de tels résultats en Angleterre et en Allemagne ?

Tout d'abord, en ce qui concerne la législation sur

les logements insalubres, nous n'avions jusqu'à ces dernières années que la loi de 1850 dont l'insuffisance est notoire.

La loi de 1902 est venue heureusement permettre aux commissions d'hygiène d'avoir une autorité plus grande qu'elles ne pouvaient l'avoir avec la loi de 1850 : mais quoiqu'elle soit meilleure que celle de 1850, elle n'est pas encore parfaite et ne peut pas, en ce qui concerne les logements insalubres, être mise en parallèle avec la loi anglaise de 1875.

Si maintenant, au lieu de nous attaquer à la tuberculose d'une façon indirecte, nous voulons prendre le taureau par les cornes, en un mot, si nous voulons chercher à guérir les tuberculeux encore curables, et si nous voulons faire éviter l'infection aux prédisposés, le pouvons-nous? Non.

Ce qui nous manque dans ce cas, c'est l'argent, argent que nous ne pourrions obtenir que par l'assurance obligatoire; mais dans l'état actuel de nos mœurs, nous croyons que cette assurance n'est pas encore à la veille d'être établie.

Il faut donc l'avouer, les conditions hygiéniques pour les indigents, et particulièrement pour ceux qui deviennent tuberculeux, sont déplorables en France et les lois n'y peuvent guère.

Nous avons bien des sanatoriums en France, et bien situés, bien agencés, bien dirigés; les tuberculeux y trouvent souvent la guérison.

Mais ce sont là des établissements ouverts aux riches et fermés à la classe ouvrière, sauf de rares exceptions, qui ne peut payer les frais d'un séjour prolongé. Nous avons dit plus haut pourquoi nous ne pouvions pas avoir de sanatorium populaire.

Il en est qui croient rendre service à leurs parents ou amis en leur offrant à la campagne une chambre et une bonne alimentation à un prix bien moins élevé qu'au sanatorium.

Malheureusement, n'étant soumis à aucune discipline et à aucun contrôle médical, le malade ne guérit pas et, disséminant ses crachats, il devient dangereux pour les autres, sans en tirer lui-même aucun bénéfice.

Émus de l'infériorité dans laquelle la société et la législation plaçaient les pauvres gens pour lutter avec espoir contre la tuberculose, les professeurs Landouzy, Brouardel, Grancher, et à leur suite de nombreux médecins, ont groupé depuis quinze ans toutes les initiatives charitables afin de créer des sanatoriums marins pour enfants et des sanatoriums populaires d'adultes.

Mais que peuvent faire les ressources de la bienfaisance privée pour assurer l'hospitalisation et subvenir aux soins du nombre si considérable de tuberculeux adultes, pauvres, disséminés sur notre territoire ?

Et même, aurions-nous en France des sanatoriums populaires comme en Allemagne, nous n'en tirerions probablement pas le même bénéfice que nos voisins. En effet, en France, l'opinion publique n'est pas assez faite à cette idée que l'hygiène doit ignorer le sentiment.

Brouardel (1) disait, en 1900, à la Commission de la tuberculose : « On ne décidera que bien rarement « un ouvrier qui a femme et enfants à abandonner sa « famille pour aller chercher au loin la guérison. Ceux

« qui ont vécu dans les hôpitaux savent combien les « malades tiennent à recevoir chaque semaine la visite « de leur famille.

« Les médecins des bureaux de bienfaisance savent « que le malade ne quitte sa famille que lorsque ses « ressources sont épuisées. »

Il faudrait habituer les malades à se rendre aux sanatoriums et le public à désirer leur multiplication. Plusieurs années peut-être se passeront avant que l'éducation du peuple soit faite à cet égard.

En France, comme en Allemagne, les sanatoriums ne recevront que les malades pouvant guérir encore, c'est-à-dire ceux qui représentent un capital social relativement élevé, il est vrai : mais par contre, ce sont ceux qui sont le moins dangereux pour la collectivité.

Mais aux autres, les plus malheureux, les trop malades ou les trop vieux, la porte du sanatorium sera close.

Où donc iront-ils ? A l'hôpital.

L'hôpital ordinaire ! C'est actuellement le sanatorium des pauvres gens. C'est là que des malades spéciaux, exigeant une cure d'alimentation, une cure d'air, une cure de repos, viennent s'entasser dans une salle commune, contaminant les autres malades et un personnel hospitalier souvent trop jeune pour approcher continuellement sans danger des tuberculeux.

Dans les hôpitaux, le foyer de propagation est très intense et nombre de malades s'en retournent guéris de l'affection qui les avait amenés, mais emportant les germes de la tuberculose.

Frappé du danger que les tuberculeux font courir aux

autres malades et des mauvaises conditions dans lesquelles ils se trouvent à l'hôpital pour espérer guérir, le troisième Congrès de la tuberculose émit le vœu suivant : « Tous les tuberculeux seront réunis dans des « hôpitaux spéciaux, par groupes, suivant le degré de « la maladie, et d'autant moins nombreux que la ma- « ladie sera plus avancée. Ces hôpitaux seront cons- « truits et situés dans les meilleures conditions d'air et « de soleil. »

Depuis, une circulaire ministérielle a décidé que les tuberculeux devraient être placés dans un hôpital spécial, quand il y aurait plusieurs hôpitaux dans une ville, et dans des salles spéciales, quand il n'y aurait qu'un hôpital dans la ville.

Ce serait certainement là un bon moyen d'isoler le tuberculeux bacillaire, de le séparer des individus sains qu'il est appelé chaque jour à contaminer.

Mais avant que les lits de ces hôpitaux soient assez nombreux et avant que les malades indigents consentent à venir y terminer leur existence, de longues années s'écouleront encore.

Nous ne sommes donc ni assez riches, ni organisés, au point de vue social pour tenter de guérir par le sanatorium les tuberculeux curables, comme en Allemagne, ou pour opérer les grandes réformes d'hygiène publique qui font reculer le fléau, comme en Angleterre.

Mais si, en France, les moyens de cure dont nous disposons sont très insuffisants, nous avons heureusement un instrument merveilleux de prophylaxie : c'est le dispensaire antituberculeux

CHAPITRE PREMIER

I. — Les dispensaires antituberculeux. Leur but.

Parlant des dispensaires antituberculeux. Landouzy s'exprime ainsi : « Ce sont des offices sanitaires disposés « en grand'garde, ou des postes-vigies destinés à « dépister la tuberculose, à répandre l'hygiène et l'édu- « cation antituberculeuse au foyer domestique d'abord. « à l'atelier, au magasin, à l'usine. »

« Le dispensaire, ajoute le docteur Calmette, est et ne « peut être qu'un bureau de recrutement et un poste « d'observation ; il doit servir de grille pour ne laisser « aller au sanatorium que des tuberculeux sûrement « curables. »

C'est cette conception que le docteur Calmette réalisait dans la grande ville industrielle de Lille.

En février 1901, s'ouvrait le dispensaire antituberculeux Émile Roux.

La population lilloise se montra généreuse, puisque en quelques mois une somme de 55,000 francs fut trouvée par souscription : le pari mutuel accordait 36,000 francs : le Conseil municipal donnait le terrain et votait une subvention annuelle de 10,000 francs pour les trois premières années de fonctionnement.

Ce dispensaire type devint bientôt l'aîné de plusieurs établissements semblables.

On l'a pris pour modèle en Belgique, en Portugal, en Russie, en Italie. Des savants allemands, comme Von Leyden, Frænkel, Jacob, Pannwitz, n'ont pas hésité à reconnaître les services qu'il était appelé à rendre aux associations ouvrières ; aussi dans les grandes villes d'Allemagne, nombre de polycliniques se sont transformées en adoptant son fonctionnement.

En France, l'idée fait son chemin.

A Nantes, un grand industriel philanthrope affecte une rente annuelle de 21,000 francs à un dispensaire spécial pour la tuberculose.

A Marseille, à Bordeaux, au Havre, à Poitiers, à Limoges, à Paris (œuvre du dispensaire antituberculeux des VIIIe et XVIIe arrondissements), à Lyon, d'autres institutions du même genre sont déjà organisées.

C'est le dispensaire de Lyon que nous allons décrire en détail comme un modèle du genre.

Un des derniers venus, il est pour cette raison doté de tous les perfectionnements modernes.

Nous montrerons qu'avec relativement peu de ressources pécuniaires, on est arrivé à édifier un établissement répondant à tous les desiderata et dont le fonctionnement est très bien adapté aux exigences locales.

II. — Le dispensaire antituberculeux de Lyon. Description.

Le dispensaire antituberculeux de Lyon n'est qu'une nouvelle section de l'Institut bactériologique de la même ville, fondé par les professeurs S. Arloing et J. Courmont.

L'Institut bactériologique est une association dirigée par un conseil d'administration indépendant.

Son but est de favoriser dans la région lyonnaise le développement de la bactériologie appliquée à la médecine, l'hygiène, l'industrie et l'agriculture.

Les sections existantes qui composent actuellement cet Institut sont : la section sérothérapique (sérum antidiphtérique et antitétanique) et la section antirabique.

Cette dernière fonctionne pour quatorze départements et traite chaque année 600 à 800 mordus.

C'est le 1er février 1905 que le dispensaire antituberculeux fut ouvert, constituant une troisième section.

Élevé au centre même des quartiers les plus populeux, 9, rue Chevreul, à côté de la Faculté de médecine, il occupe un bâtiment neuf, spécialement adapté à l'usage qu'on en réclame.

C'est sous la direction de M. Rogniat, architecte, un des administrateurs de l'Institut bactériologique, que ce bâtiment a été construit.

Il est vaste, aéré et ensoleillé ; se compose d'un rez-de-chaussée et de deux étages. Il mesure 28 mètres de long sur 15 mètres de large. (Fig. 1, vue d'ensemble.)

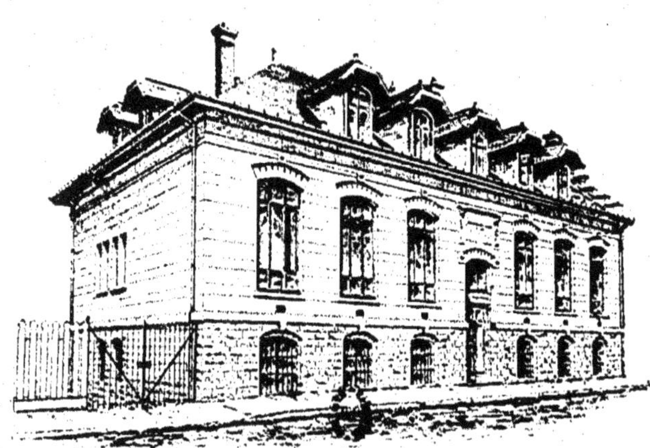

Fig. 1. — Le dispensaire antituberculeux de Lyon.

C'est au deuxième étage qu'est logé le personnel subalterne.

Le premier étage, auquel on accède par un large escalier en pierre, est représenté en détail sur la figure 2. Au sommet de l'escalier se trouvent disposées, à droite et à gauche, deux portes donnant sur un grand hall très gai, destiné à servir de salle d'attente.

Une immense baie vitrée, de 4 mètres de hauteur sur 6 mètres de large, laisse entrer la lumière à flots, les vitraux de cette baie sont très gracieusement décorés de peintures représentant des fleurs et contribuent à donner à cette salle destinée aux miséreux un caractère joyeux, qui pour quelques instants chasse les idées noires qui les assaillent.

Des lavabos, des crachoirs en verre bleu fixés aux murs, quelques plantes vertes, des affiches antialcooliques, une grande table sur laquelle sont disposées des brochures traitant de l'hygiène, de nombreux sièges et quelques chaises longues, complètent heureusement cette première pièce.

Cet ensemble de clarté, de lumière, d'extrême propreté, fait sur le pauvre malade qui arrive la meilleure impression. Il entre au dispensaire sans méfiance, il y revient avec l'espérance, parce qu'il comprend qu'on a fait quelque chose pour lui et qu'on lui veut du bien.

A droite et s'ouvrant sur cette salle, nous trouvons deux grands vestiaires avec lavabos, crachoirs, chaises et porte-manteaux.

C'est là que les malades, les hommes d'un côté, les femmes de l'autre, peuvent déposer leurs vêtements et se déshabiller.

Chaque vestiaire, par une deuxième porte, communique avec la salle de consultation. Celle-ci, salle vaste et aérée, est sommairement meublée : une table, quelques chaises, une bascule pour peser les malades, des armoires vitrées, des lavabos, des appareils à eau chaude et à eau froide.

A côté de la salle de consultation, à l'extrémité d'un grand vestibule traversant longitudinalement tout le premier étage, se trouve la chambre noire destinée à la radiographie et à la laryngologie. Un cabinet pour les médecins; des laboratoires pour les analyses bactériologiques destinées aux malades du dispensaire, la loge du concierge, le cabinet de l'enquêteur, des water-closets avec lavabos complètent le premier étage. Quelques mots sur les pièces les plus importantes :

Le cabinet de l'enquêteur, situé à droite de l'escalier et ayant vue sur lui, renferme des armoires vitrées, des sièges, un lavabo et une table où l'enquêteur fait ses écritures pendant la journée.

De l'autre côté de l'escalier, symétrique au bureau de l'enquêteur, se trouve le bureau du gardien contenant un appareil téléphonique, sièges et tables.

Tout le mobilier du dispensaire est simple et facilement aseptisable: sièges en bois verni : armoires à portes vitrées sans sculpture ni ornementation : tablettes, lavabos en lave émaillée.

Tous les murs sont en faïence, en Josz, ou peints lavables; les angles sont arrondis: les planchers sont en faïence ou en parquets hygiéniques.

L'intérieur de chaque pièce peut donc être lavé à grande eau ou avec des antiseptiques.

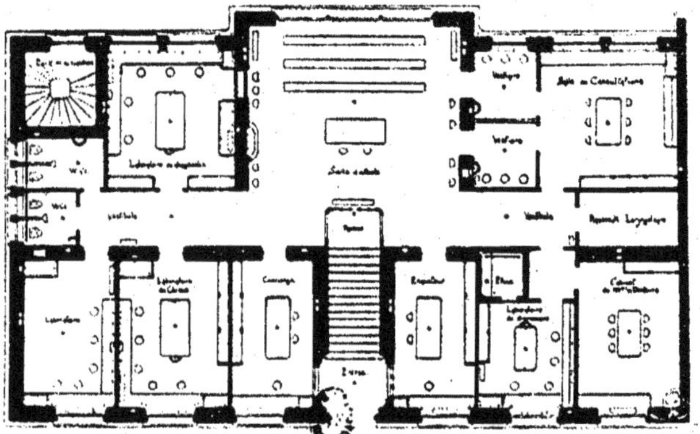

FIG. 2. — Plan du premier étage.

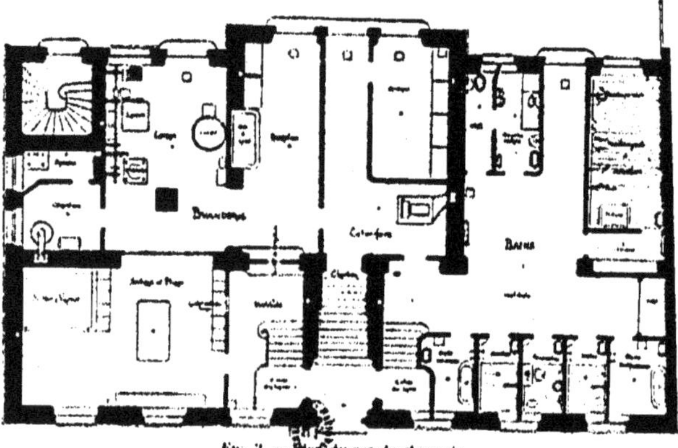

FIG. 3. — Plan du rez-de-chaussée.

L'aération est largement assurée pour éviter la stagnation de l'air respiré et des odeurs. Tout l'établissement est éclairé à l'électricité. Le chauffage est effectué par la vapeur à basse pression, au moyen de radiateurs suffisants pour donner aux heures de consultation une température telle que les médecins puissent faire déshabiller les malades, sans que ceux-ci prennent froid. Par un escalier en pierre on descend au rez-de-chaussée, qui est plutôt un sous-sol surélevé (fig. 3).

A gauche, on rencontre tout d'abord une cloison avec deux guichets: le premier est dit « guichet de réception du linge », le second « guichet de sortie du linge »; puis on pénètre dans une salle qui contient le séchoir à la vapeur; une banque pour le pliage du linge; des casiers pour recevoir le linge propre. Dans une petite pièce se trouve la dynamo destinée à actionner une lessiveuse et une essoreuse (buanderie modèle).

En sortant de la salle du séchage on entre dans une grande pièce contenant un outillage parfait: grande chaudière destinée à fournir l'eau pour les douches et le blanchissage; grand cuvier en tôle galvanisée; lessiveuse désinfecteuse rotative; essoreuse.

Dans un local voisin on trouve: un bac à désinfection pour le linge qui passe par le guichet de réception; des chariots pour véhiculer le linge d'une pièce dans l'autre; une autoclave pour stériliser les crachoirs du dispensaire; les appareils pour le chauffage central; une pièce destinée à conserver le lait (glacière).

A droite se trouve l'entrée des bains.

Le service hydrothérapique est distribué en plusieurs cabines.

La première cabine en entrant est pour les bains ordinaires ; la seconde pour les douches ; la troisième pour pédiluves, pulvérisations nasales et laryngées ; la quatrième pour les douches ; la cinquième pour les bains sulfureux.

Chaque cabine a des porte-manteaux et une petite table pour le linge.

En face de ces différentes pièces se trouve une vaste salle comprenant un système de douches complet : lances, douches en pluie, en jet ; douche vaginale ; douche périnéale.

Dans une cabine contiguë se trouve un lit imperméable monté pour prendre des douches rectales ; à côté est un water-closet.

Maintenant que nous avons décrit le dispensaire antituberculeux de Lyon, voyons quels en sont les différents rouages.

CHAPITRE II

Le dispensaire antituberculeux de Lyon. Ses ressources. Son personnel.

Le dispensaire antituberculeux de Lyon est sous la surveillance d'un conseil d'administration dont le maire de la ville de Lyon est président-né.

Le budget annuel du dispensaire (pour 1905) a trois sources de revenus :

1° Une importante subvention de la ville de Lyon (6,000 francs) ;

2° Une subvention du Bureau de bienfaisance (4,000 francs) ;

3° Les revenus propres de l'Institut dont toutes les disponibilités seront attribuées au dispensaire (quelques milliers de francs) ;

Les directeurs sont les professeurs Arloing et J. Courmont.

Le personnel médical comprend deux médecins (Drs André et Lesieur).

Nous ferons remarquer en passant que le service du dispensaire est organisé sur des bases toutes différentes de celles qui sont adoptées jusqu'à présent pour les bureaux de bienfaisance.

Le médecin du bureau de bienfaisance examine les malades indigents qui viennent le consulter, puis leur remet une ordonnance.

Il ne s'occupe ni de la famille du malade, ni du logement qu'elle habite, ni de ses ressources, ni de la façon possible de l'assister.

« C'est là, dit le docteur Calmette (2), une grave la-
« cune qu'on devrait s'empresser de combler.

« On y parviendrait si l'on se décidait à concevoir
« autrement qu'on ne l'a fait jusqu'ici, le rôle du méde-
« cin des pauvres.

« Il faudrait pour cela qu'on se persuadât enfin que la
« mission du médecin ne consiste pas uniquement à
« soigner des malades, à distribuer des ordonnances ou
« des bulletins d'hôpital.

« Il pouvait en être ainsi, il y a 30 ans, lorsqu'on
« considérait la maladie comme une fatalité inéluc-
« table !

« Mais depuis, la science a progressé : le médecin a
« appris à connaître la cause des maladies, à restreindre
« leur champ d'action ; il sait qu'il peut rendre plus de
« services en les empêchant de se manifester, en faisant
« de la médecine préventive, c'est-à-dire de l'hy-
« giène. »

Cette nouvelle conception du médecin, le dispensaire antituberculeux l'a bien comprise.

Chaque médecin y devient un collaborateur actif de l'assistance sociale, depuis qu'il est devenu l'éducateur du pauvre.

Parlant du rôle social que le médecin du dispensaire doit remplir, le docteur Calmette s'exprime ainsi :

« C'est à lui qu'incombe l'éducation hygiénique et
« la surveillance sanitaire des familles des tuberculeux.

« C'est à lui surtout qu'il appartient de déterminer la « forme et le mode d'assistance qui conviennent le mieux « dans chaque cas particulier.

« Il s'abstiendra, en règle générale, de toute intervention thérapeutique, aucune médication ne pouvant être réellement utile en matière de tuberculose.

« Il vaut mieux transformer en secours alimentaires « réconfortants, les sommes importantes que trop souvent les œuvres charitables et les malades pauvres « eux-mêmes gaspillent en achat de médicaments « inactifs. »

A côté des médecins se place un des rouages les plus importants du fonctionnement du dispensaire, l'*ouvrier enquêteur*.

Nous ne pouvons mieux définir ce que doit être un bon enquêteur, qu'en reproduisant ici ce que M. le docteur Calmette écrivait au sujet de la propagande antituberculeuse dans les milieux ouvriers (2).

« La continuité de l'éducation, dit-il, est un élément « indispensable de succès, et celle-ci ne peut être « assuré que par le concours de moniteurs d'hygiène « choisis dans le peuple, au sein des mêmes groupes « sociaux que fréquente le malade.

« C'est ainsi que l'enquêteur se présente dans les « familles pauvres en camarade compatissant.

« Il cause amicalement avec les parents du malade, « s'inquiète de ses besoins, de sa manière de vivre, de « ses ressources.

« Il visite son logement, il s'informera de ses con- « ditions hygiéniques d'existence et des œuvres qui « s'intéressent à lui.

« Lorsqu'avec ces renseignements bien complets le « dossier social du malade aura été établi, et que le « médecin ayant décidé d'admettre celui-ci à l'assis- « tance aura déterminé la nature des secours qu'il « doit recevoir, l'enquêteur aura encore pour mission « de le visiter périodiquement chez lui et de lui répéter « en un langage compréhensible les conseils d'hygiène « qu'il doit suivre.

« Il explique, par exemple, la nécessité des crachoirs « de poche, non pas seulement à cause des dangers de « contagion des poussières de crachats desséchés pour « l'entourage, mais surtout dans l'intérêt du malade « lui-même qui, en disséminant partout ses produits « d'expectoration, se contagionne de nouveau au fur « et à mesure qu'il marche vers la guérison.

« Cet argument *ad hominem* entraîne mieux la con- « viction que les plus beaux discours !

« Après cela, l'enquêteur apprendra au malade « comment il doit régler son alimentation, ses soins « corporels, son sommeil, ses sorties. Il commentera « devant toute la famille le petit manuel d'hygiène que « le dispensaire distribue.

« Il insiste beaucoup sur les nombreux inconvénients « de l'usage immodéré de l'alcool : prédisposition à la « tuberculose : perte de sa santé, de son honneur, de sa

« raison, de son argent ; la ruine, la prison ; des « enfants dégénérés.

« Toute cette éducation par l'ouvrier-enquêteur, ou « moniteur d'hygiène du dispensaire, est beaucoup plus « facile à faire qu'on ne pourrait le croire.

« La plupart des ouvriers retiennent bien et suivent « ces conseils, parce qu'ils leur sont répétés par un « camarade appartenant à leur classe sociale, con« naissant leurs misères et leurs besoins, parlant leur « langage.

« Il n'en serait assurément pas ainsi si ces mêmes « conseils leur étaient donnés seulement à la consul« tation par le médecin, ou s'ils étaient apportés par « quelque fonctionnaire d'ordre administratif, ou par les « membres de sociétés de bienfaisance ou de charité.

« Il ne faut pas se dissimuler en effet que, dans les « milieux pauvres, le bourgeois en redingote ou la « femme du monde, comme les prêtres et les pasteurs, « sont souvent accueillis avec défiance et suspectés de « vouloir faire du prosélytisme politique ou religieux. »

Avec le service médical, ayant comme précieux auxiliaire l'ouvrier-enquêteur, quel est le fonctionnement journalier du dispensaire ? Quels sont les soins que les tuberculeux reçoivent dans cet établissement ?

CHAPITRE III

Services médicaux. Secours en nature. Rôle social du dispensaire.

Les malades auxquels seuls s'adresse le dispensaire antituberculeux sont actuellement les tuberculeux indigents envoyés par le bureau de bienfaisance.

L'action du dispensaire ne s'étend même qu'à la rive gauche du Rhône : c'est la partie la plus populeuse de Lyon, comprenant les Brotteaux et la Guillotière. Il faut espérer qu'en 1906 toute la ville profitera des bienfaits de cette institution.

L'administration du dispensaire est en pourparlers pour faire profiter les mutualistes de Lyon de cette installation. Moyennant une somme peu élevée, payée par chaque société de secours, les mutualistes tuberculeux pourraient se présenter aux consultations du dispensaire.

Les consultations médicales ont lieu le matin à 8 h. 1/4 : le mercredi, pour la Guillotière ; le vendredi pour les Brotteaux.

Prenons maintenant un tuberculeux qui va consulter un médecin du bureau de bienfaisance, voyons comment il va arriver au dispensaire et suivons-le dans cet établissement.

Lorsque le médecin du bureau de bienfaisance reconnait que le malade qui est devant lui est tuberculeux, il l'adresse au dispensaire, généralement avec une lettre destinée au médecin traitant.

En arrivant dans cet établissement, le nouveau consultant se fait inscrire auprès de l'enquêteur, qui prend ses nom, prénoms, âge, profession et adresse, lui annonce sa visite à domicile et lui remet une carte qui porte au recto un numéro affecté au malade, avec ses nom, profession et adresse, et au verso, la mention, plusieurs fois répétée : « revenir le... », date que le médecin fixera. (Voir un fac-similé de cette carte aux annexes.)

Muni de cette carte, le consultant passe au vestiaire, puis dans le cabinet du docteur qui va établir son dossier clinique.

Ce dossier clinique est établi d'après un modèle uniforme d'enquête médicale dont on trouvera plus loin la reproduction. (Voir aux annexes.)

Si après avoir été ausculté, le consultant n'est pas reconnu tuberculeux ou suspect de tuberculose, il est éliminé de suite.

S'il est reconnu tuberculeux ou suspect de tuberculose, le médecin marque sur la feuille d'enquête médicale (1er, 2e, 3e degré), et la localisation de la lésion.

La chose est faite d'une façon représentative en pointant sur un thorax schématique, en jaune les lésions du premier degré, en rouge celles du second, et en bleu celles du troisième.

Le larynx, l'appareil circulatoire, digestif et rénal sont examinés. Le malade est pesé.

Après avoir enseigné au consultant les notions d'hygiène et les règles de prophylaxie les plus urgentes, le médecin lui fixe, derrière sa carte individuelle, la date de sa prochaine visite et lui remet un petit flacon pour apporter quelques crachats quand il reviendra au dispensaire, il lui remet également une instruction sur la tuberculose rédigée en style simple. (Voir aux annexes.)

Des cahiers d'ordonnance du Bureau de bienfaisance sont à la disposition des docteurs du dispensaire qui envoient les malades chercher leurs remèdes dans les différents hôpitaux ou établissements qui leur sont indiqués, comme ils le faisaient auparavant, c'est-à-dire aux frais du Bureau de bienfaisance.

La consultation du Bureau de bienfaisance se trouve donc ainsi déchargée de tous les tuberculeux ; et les frais pharmaceutiques ne sont pas augmentés, mais plutôt diminués, comparés à ceux des anciennes ordonnances, car au dispensaire l'hygiène remplace le plus grand nombre des médicaments.

Le dispensaire ne délivre donc pas de médicaments par lui-même, si ce n'est quelques toniques, laxatifs, eaux minérales (envoyés par les pharmaciens à titre gracieux) que l'enquêteur porte à domicile chez certains assistés au cours de ses visites.

Muni d'une ordonnance, si le médecin a jugé à propos de lui en remettre une, le tuberculeux quitte le dispensaire.

A la prochaine visite, c'est-à-dire huit jours après la

première, il apporte le petit flacon contenant ses crachats.

A la troisième visite, c'est-à-dire huit jours après la seconde, le malade, dont les crachats ont été examinés, a alors un dossier clinique complet.

Le médecin, entre temps, y a ajouté la mention « non bacillaire » ou « bacillaire », en figurant par 0, 1, 2, 3, 4, 5, la richesse des crachats en bacilles.

S'il est classé parmi les bacillaires, le tuberculeux reçoit un crachoir de poche plat, en verre bleu, à fermeture métallique hermétique, puis quatre sacs, deux grands et deux petits, pour son linge.

Jusqu'ici, nous avons étudié les rapports du malade et du personnel médical; l'enquêteur va entrer en scène maintenant en procédant à l'enquête ouvrière, c'est-à-dire à la recherche des renseignements relatifs à la situation matérielle et hygiénique du malade, afin de contrôler, expliquer, compléter, détruire ou confirmer les dépositions que le malade a fournies de vive voix lors de sa première visite au dispensaire.

En parlant du rôle de l'enquêteur dans les pages précédentes, nous avons déjà exposé la nature de cette enquête ouvrière.

Rappelons simplement qu'elle comprend :

1° Les indications sur les ressources du malade ;

2° Les secours qui lui viennent de l'assistance publique ou privée ;

3° La situation hygiénique de son atelier ;

4° La situation hygiénique de son logement.

(Voir aux annexes un modèle de feuille d'enquête ouvrière.)

Comme le dit le docteur Calmette, « à ce moment, l'instruction du cas à examiner est achevée ».

Muni de tous ces renseignements, le médecin compare le double dossier clinique et ouvrier et applique les mesures qu'il juge utiles à chaque cas : c'est la troisième étape.

* * *

Actuellement, on décide l'assistance presque uniquement en bons de viande.

Chaque malade touche par semaine un kilo de *viande* à rôtir, bœuf ou mouton.

Le médecin remet lui-même le bon à l'intéressé, qui va choisir sa portion chez un boucher avec lequel l'administration s'est entendue.

C'est le bureau de bienfaisance qui accorde les secours en charbon, pain, pommes de terre.

On espère installer, d'ici quelques mois, des cantines populaires aux Brotteaux et à la Guillotière, où les tuberculeux du dispensaire trouveront, pour eux et leurs familles, une alimentation saine et abondante.

La municipalité bienveillante a prêté quelques *lits* au dispensaire, qui les met à la disposition des familles où il y a un tuberculeux à isoler.

Actuellement (5 mois), les malades assistés par le dispensaire forment un total de 215.

* * *

Sur ce nombre, 80 ont leur *linge désinfecté et blanchi.*

Ce mode d'assistance, « le plus efficace au point de vue prophylactique », dit le docteur Calmette, très bien accueilli par les ménagères auxquelles il apporte un grand soulagement et une réelle économie, est appliqué au dispensaire de Lyon depuis le mois d'avril.

Grâce à l'outillage parfait de la buanderie, il y eût 1,503 pièces de linge blanchies en avril, 1,524 en mai, 1,600 en juin.

La plupart de ces linges, contaminés par les crachats du malade, conservés dans un coin, secoués au moment du triage, disséminaient partout des germes nocifs.

Cette manipulation était dangereuse, non seulement pour la famille du malade, mais pour le blanchisseur qui lavait le linge.

Très souvent, le linge était lavé et séché dans la seule pièce habitée par le malade et toute sa famille, qui devaient respirer, non sans préjudice, un air sursaturé des vapeurs de la lessive et du séchage.

Il était donc nécessaire de réduire à néant cette grande cause de contagion.

Pour cela, il fallait isoler le linge contaminé du tuberculeux du reste du linge de sa famille et assurer, par diverses manipulations au moment du lavage, une innocuité absolue.

Comme nous l'avons dit plus haut, chaque tuberculeux bacillaire est muni de quatre sacs, deux grands et deux petits, tous numérotés. Ils sont en grosse toile imperméable, avec fermeture à coulisse, en tout semblables à ceux de Lille.

Dans la vie journalière, chez lui, à mesure qu'il quitte

une pièce de linge sale pour en prendre une propre, le malade doit mettre le linge qu'il laisse dans un des sacs, grand ou petit, dont il aura soin de fermer l'ouverture.

Chaque semaine, il se présente à un guichet de la buanderie (guichet de réception du linge), où sont reçus les sacs contenant le linge sale.

Il passe à un autre guichet (guichet de sortie du linge), où on lui remet, dans deux sacs semblables à ceux qu'il laisse, le linge qu'on lui a blanchi et qu'il avait déposé sale huit jours avant.

Le numéro du sac est reproduit sur chaque pièce : le triage est donc rapide et facile.

Que devient le linge une fois qu'il a franchi le guichet de réception ?

Sans délier les sacs, on les plonge dans un grand bac contenant une solution de lysol.

De cette façon on évite de trier et de secouer à sec du linge où pullulent les germes de la maladie.

Après un tel essangeage qui a duré plusieurs heures, le linge est devenu inoffensif. Le linge blanc est alors plongé pendant quelque temps dans un grand cuvier en tôle galvanisée contenant une lessive de savon.

Sorti du cuvier, il passe avec le linge de couleur à la lessiveuse rotative, à l'essoreuse, puis au séchoir à la vapeur.

Une fois sec, il est trié, plié et remis dans chaque casier dont il porte le numéro, à côté des sacs qui sont également propres et prêts à le recevoir, lorsque le malade se présentera au guichet de la sortie du linge.

***

Le tuberculeux *et toute sa famille* peuvent profiter de *l'installation hydrothérapique* si parfaite du dispensaire.

Bains froids et douches froides tous les jours, bains chauds et douches chaudes une fois par semaine pour chaque arrondissement.

C'est là une mesure d'hygiène qui est la bienvenue auprès des malheureux qui, pour la plupart, habitent des maisons insalubres, n'ayant pas l'eau à la disposition des locataires.

Ceci nous amène à dire quelques mots de ce qu'est, en général, le *logement* d'un indigent qui vient au dispensaire et quels sont les moyens d'action de l'œuvre sur ce terrain.

D'après les enquêtes ouvrières, on peut constater qu'une grande partie des logements occupés par les tuberculeux pauvres sont plus ou moins insalubres.

Le cubage de l'air y est insuffisant, les fenêtres, lorsqu'elles existent, sont souvent insuffisantes pour assurer le renouvellement d'un air chargé de bacilles qu'expectore le malade.

Le dispensaire remet bien un crachoir à chaque bacillaire, mais ce dernier n'est pas encore suffisamment discipliné et il continue malheureusement souvent à cracher par terre.

Point de soleil, de l'humidité, de l'encombrement de la saleté partout, des mauvaises odeurs, c'est dans ces taudis que la tuberculose est souveraine.

En effet, le nombre des contacts dangereux se multiplie en raison de l'étroit espace accordé à chaque habitant.

Car souvent il n'y a qu'une seule pièce pour toute la famille : c'est la chambre.

On y mange, on y couche, il y a des détritus dans tous les coins où pullulent les bacilles de Koch, que mouches et parasites vont transporter partout.

Et avec cela, la plupart du temps, point d'eau pour laver le parquet et même pour les besoins hygiéniques intimes de la famille, car la ménagère n'a pas toujours le temps de descendre à la borne-fontaine.

Ces ménages pauvres devraient tous avoir l'eau gratis à leur étage, et ce sera un grand honneur pour la municipalité qui imposera cette réforme humanitaire.

Le nombre des lits est très souvent insuffisant, ce qui est encore une cause de contage de plus.

Si, comme l'a dit Jules Simon, le taudis est le pourvoyeur du cabaret, il est bien aussi le grand pourvoyeur de la tuberculose.

C'est là que se constituent de véritables foyers où le mal enlèvera les parents par la phtisie et les enfants par la méningite, la tuberculose osseuse ou intestinale.

Parti du taudis, le fléau va rayonner dans la ville en multipliant ses victimes.

Nous devons signaler ici les conditions déplorables d'hygiène dans lesquelles sont construites certaines loges de concierges, même dans des maisons classées de premier ordre.

Quoi de plus dangereux qu'un concierge cracheur de bacilles dans une maison que l'ironie du sort lui commande de nettoyer et d'assainir !

Si les propriétaires étaient plus altruistes, ils n'hésiteraient pas à modifier complètement les conditions d'existence de ces pauvres gens.

C'est donc le logement insalubre qu'une œuvre créée pour faire la prophylaxie de la tuberculose devait viser avant tout.

La législation des logements en France est insuffisante (nous l'avons établi plus haut), et c'est sur sa propre initiative que le dispensaire devait compter.

Brouardel rapporte que sous Ferdinand VI, en 1751, on brûlait les meubles et tous les objets qui avaient servi aux tuberculeux, et l'on condamnait à quatre ans d'exil tous ceux qui n'avaient pas brûlé tout ce qui provenait des contaminés.

« Philippe IV, en 1780, condamnait le médecin qui n'avait pas fait la déclaration de la tuberculose à trois ans de forteresse. »

En France, les pouvoirs publics n'eurent jamais l'idée d'édicter contre la tuberculose des lois aussi sévères ; mais ne semble-t-il pas que notre gouvernement traite avec trop d'égards un ennemi aussi redoutable ?

Comment se fait-il qu'actuellement, après toutes les statistiques parues, après tous les ravages qu'elle a faits, la déclaration de la tuberculose ne soit pas obligatoire, soit à un décès, soit à un déménagement ?

* * *

Il fallait que le dispensaire fît l'éducation de l'ouvrier.

L'enquêteur dans ses visites explique au malade qu'il faut laisser nettoyer et désinfecter l'appartement, blanchir les murs, de préférence à la chaux; qu'il faut supprimer les tapis, les tentures, les rideaux d'étoffe, laver les planchers au moins une fois par semaine.

Lorsqu'il s'agira d'habiter un nouveau logement, on blanchira les murs à la chaux, et on lavera les planchers avec de l'eau chaude où on aura fait dissoudre 200 gr. de cristaux de soude pour 10 litres d'eau.

C'est ainsi que chaque semaine, une *équipe fournie par le bureau d'hygiène* va, sans attirer l'attention des voisins, sans appareils bruyants ni volumineux, *sous la direction de l'enquêteur*, laver soigneusement le plancher et badigeonner les murs à la chaux dans l'appartement qu'occupe le bacillaire.

Lorsque le tuberculeux meurt ou quitte son logement, la désinfection se fait alors complète: nettoyage à l'eau et au sublimé, à la soude et à la potasse et blanchiment à la chaux.

A la suite d'un décès, d'une entrée à l'hôpital ou d'un déménagement, la désinfection est faite par le bureau d'hygiène à la suite d'une déclaration faite conformément à la loi de 1902; lorsqu'il s'agit d'un tuberculeux résidant dans son domicile, périodiquement le dispensaire fait désinfecter et blanchir à la chaux par un employé spécial sous la direction de l'enquêteur, mais le bureau d'hygiène, par suite d'une entente avec le dispensaire, paye cet employé deux jours par semaine.

Là ne s'arrête pas l'action du dispensaire. En pratique, il est rare qu'un ouvrier pauvre réclame à son propriétaire des mesures contre l'insalubrité de son logement.

La plupart restent indifférents, d'autres n'osent pas.

Les indigents [illegible] le propriétaire qui souvent n'hésitera pas, au terme suivant, à les mettre à la rue sans pitié, en gardant leurs meubles s'ils ne peuvent payer à cause de la misère qu'auront apportée au foyer le chômage et la maladie.

Puis les propriétaires de ces maisons ouvrières le prennent de haut et n'hésitent pas quelquefois à congédier impitoyablement un pauvre diable qu'ils jugent importun et bien osé d'être venu leur demander pour son réduit un peu de propreté, d'air et de soleil. En effet, un locataire parti, plusieurs se présentent.

Quelle exploitation facile, mais honteuse, que la misère du pauvre !

Le dispensaire fait alors œuvre de justice et d'humanité. *Les logements insalubres sont signalés par* l'enquêteur et visités par les médecins consultants, qui informent le bureau d'hygiène de ce qu'ils ont constaté. La municipalité avertie n'hésite pas à imposer aux propriétaires des immeubles les mesures nécessaires et autorisées par les règlements.

*
* *

Ce que nous disons de certains propriétaires et de leurs immeubles, s'applique avec tout autant de vérité à beaucoup de patrons et à plusieurs de leurs ateliers.

L'enquêteur recueille fréquemment les doléances des ouvriers au sujet de la mauvaise hygiène de l'atelier ou de l'usine où ils travaillent.

Les renseignements pris ultérieurement confirment

presque toujours ces plaintes, qui sont donc bien fondées.

On trouve des locaux trop étroits pour le nombre d'ouvriers qui y travaillent. Il y en a de sombres et d'humides : très peu sont suffisamment ventilés, d'où mauvaises odeurs, température parfois excessive.

Beaucoup d'ateliers ne sont presque jamais nettoyés suivant les règles de l'hygiène.

Au mépris des règlements, on fait balayer les salles alors que les ouvriers y sont encore; on ne prend même pas la peine d'arroser les planchers : aussi les poussières, véhiculant trop souvent les germes de la tuberculose, sont respirées par des individus sains qui finissent par se contaminer et portent chez eux les germes recueillis à l'atelier.

Il y a là une négligence coupable de la part des patrons ou des surveillants, qu'il nous fallait signaler.

Et qu'un ouvrier ne s'avise pas de dire à son patron : « Si je suis malade, c'est que vous n'appliquez pas dans votre atelier les règles de l'hygiène, que j'ai apprises au dispensaire. »

En l'état actuel des choses, il arrive que d'homme à homme, la discussion n'est pas toujours égale, et l'ouvrier récalcitrant s'en aperçoit bientôt, en allant grossir le nombre des sans-travail.

Ce que l'ouvrier seul ne peut faire, le dispensaire va s'en charger.

Le directeur du dispensaire prévient lui-même l'inspecteur du travail, qui discrètement se rend à l'atelier signalé et oblige le patron à appliquer les règlements.

Le dispensaire remplit donc un rôle social des plus

importants, et devient une force au service de la classe ouvrière, dans la lutte pour la vie, avec laquelle il faudra désormais compter.

L'œuvre n'oublie pas non plus les *enfants* des familles malheureuses.

L'enquêteur y recherche avec soin l'enfant prédisposé, soit par la misère, soit par une hygiène défectueuse, soit par la contagion directe, soit par la faiblesse congénitale.

Le dispensaire prend alors les mesures nécessaires pour les placer à la montagne ou à la campagne.

CHAPITRE IV

Ce qu'a fait le dispensaire de Lyon. Parallèle avec celui de Lille.

Nous aurions désiré donner une statistique complète des malades du dispensaire, statistique par âge, sexe, profession, quartier, etc. Mais nous y avons renoncé, car 215 malades seulement répartis sur cinq mois ne nous ont pas paru suffisants pour établir une statistique permettant de conclure, aussi donnons-nous seulement le total des malades et un aperçu général des résultats.

Du 1er février au 30 juin 1905, c'est-à-dire cinq mois après son ouverture, le dispensaire assiste 215 malades.

Tous ces malades recrutés dans les arrondissements des Brotteaux et de la Guillotière, proviennent surtout des quartiers les plus populeux, les moins aérés, les moins salubres.

Un certain nombre de ces malades semblent avoir déjà bénéficié du régime du dispensaire ; et on peut espérer une amélioration définitive chez les tuberculeux atteints du premier degré.

Nous avons vu que sans avoir fait aucun appel aux fonds d'État, ni à une souscription publique, mais que grâce au concours généreux, moral et matériel, apporté par une grande partie des philanthropes de la ville, par le Conseil municipal de Lyon et par son maire : grâce au bureau de bienfaisance ; grâce au bureau municipal d'hygiène ; grâce à la confraternelle entente avec les médecins du Bureau de bienfaisance ; grâce au dévoûment du personnel médical et de l'enquêteur, on a pu doter Lyon d'un dispensaire antituberculeux « type Calmette », qui depuis cinq mois rend des services appréciables à la laborieuse population de la rive gauche du Rhône.

C'est un bel exemple de *solidarité sociale* qui sera fécond, car il ne doit pas y avoir une ville en France, où pour combattre efficacement les deux grands fléaux de l'humanité, la misère physique et la misère morale, toutes les bonnes volontés ne viennent se réunir en une même pensée, sans tenir compte des rivalités politiques et des dissidences religieuses.

Un peu d'argent est nécessaire ; beaucoup de bonne volonté, d'entente et de désintéressement sont indispensables pour assurer la création et le fonctionnement d'un dispensaire « type Calmette », tel qu'il est réalisé à Lyon. Dans la grande majorité des cas, cette alliance avec la municipalité, le Bureau de bienfaisance et le bureau d'hygiène sera nécessaire, peu de régions pouvant, en France, compter sur des donateurs aussi généreux que ceux des départements du Nord, qui ont puissamment aidé le docteur Calmette dans la création de son dispensaire.

N'ayant pas les mêmes ressources que le dispensaire de Lille, celui de Lyon en diffère quelque peu dans son fonctionnement.

A Lille, le dispensaire *n'inscrit que 200 tuberculeux à la fois*, qu'il assiste complètement avec ses propres ressources, sans avoir recours au Bureau de bienfaisance, c'est ainsi qu'il distribue lui-même des bons de loyer, de charbon, de viande, de lait, d'œufs, de pain, des vêtements, des lits, des repas.

N'ayant rien de commun avec le Bureau de bienfaisance, le dispensaire doit dépister lui-même les tuberculeux, et comme il n'en assiste qu'un nombre limité, lorsqu'il y a une place vacante par une mort, un départ ou une guérison, c'est par ordre d'inscription que ceux qui attendent sont admis au dispensaire.

A Lyon, les tuberculeux étant envoyés par le Bureau de bienfaisance, le dispensaire n'a pas à les dépister, ni à les inscrire, ni donc à les limiter comme à Lille, puisqu'on admet tous ceux qui sont adressés.

Nous avons vu comment les secours arrivaient aux malades par le Bureau de bienfaisance et par le dispensaire.

Cette ORGANISATION MIXTE permet d'assister un grand nombre d'indigents sans que le dispensaire soit obligé d'avoir à sa disposition des sommes considérables.

Cela prouve bien que le fonctionnement d'un dispensaire doit être laissé à l'initiative de ceux qui l'administrent, et que pour atteindre le même but, les moyens devront être différents suivant les localités.

L'expérience de ces quelques mois d'existence à Lyon permet de dire que les dispensaires sont peu coûteux, et qu'ils sont d'excellents instruments de prophylaxie, lorsqu'il est possible d'assister, fût-ce même faiblement, un grand nombre de familles malades.

Répétons avec le docteur Calmette que l'idéal serait d'étendre à ce point le nombre des assistés, qu'il n'y eût plus une seule famille contagionnée où ne pénétrât pas, avec quelques bons de secours, la parole et l'enseignement efficaces d'un enquêteur dévoué et convaincu de l'importance sociale de sa mission, — qu'il n'y eût pas un seul de ces malheureux tuberculeux qui ne se sentît surveillé, entouré et aidé, à la fois pour lui-même et pour le mal qu'il est susceptible de répandre inconsciemment autour de lui.

ANNEXES

Annexe N° 1. — **Carte de malade.**

Recto.

DISPENSAIRE ANTITUBERCULEUX

DE LYON

TÉLÉPHONE : 30-39 9, Rue Chevreul, 9 TÉLÉPHONE : 30-39

N° A 87. *Date :* 20 avril 1905.

Nom : Marie E.....

Profession : tapissier.

Adresse : rue ....., n° ...

Rapporter cette Carte a toutes les Consultations

Mercredi et Vendredi à 8 h. 1/4

Verso.

Revenir le 26 avril 1905.

Revenir le 3 mai 1905.

Revenir le 10 mai 1905.

Revenir le 17 mai 1905.

Revenir le 24 mai 1905.

Revenir le 31 mai 1905.

Revenir le 7 juin 1905.

Revenir le 14 juin 1905.

Revenir le 21 juin 1905.

Revenir le 28 juin 1905.

Revenir le

Revenir le

Revenir le

Revenir le

Revenir le

Revenir le

Revenir le

Revenir le

Revenir le

Revenir le

Annexe N° 2. — Feuille d'enquête médicale.

Dispensaire Antituberculeux
de Lyon
9, rue Chevreul, 9
Téléphone 20-35

N° A 62
Date : 19 avril 1905

I. — ENQUÊTE MÉDICALE

Diagnostic

Localisation de la tuberculose :
État de la maladie : 1er degré. 2e degré. 3e degré. ——

Nom et prénoms	Marie E.....
Age	37 ans.
Marié(e) ou célibataire	mariée.
Domicile	rue ....., n° ...
Profession	tapissière.
Antécédents individuels	0
Alcoolisme — Éthylisme	+ 2
Alcoolisme — Alcoolisme	+ 2
Alcoolisme — Absinthisme	+ 3
Causes prédisposantes	poussières de crins.
Contagion	?
Santé du père	inconnue.
— de la mère	morte cardiaque.
— de la femme ou du mari	+
— des enfants	+ 8. — 1 méningite (*).
— des collatéraux	
Date du début	6 mois.
Phénomènes de début	toux.
Hémoptysies	0
Fièvre	+
État général	2
Toux	+
Expectoration — Muqueuse	
Expectoration — Purulente	+
Expectoration — Fétide	
Bacilles — Quantité (0-5)	3
Bacilles — Associations	
Larynx	
Autres localisations	
Appareil circulatoire	
— digestif	

(*) + 8 signifie qu'il y a encore 7 enfants vivants ; — 1 méningite signifie qu'un des enfants est mort de méningite.

Appareil rénal	
Poids	Amaigrissement : 14 kil.
Radioscopie	
Diazo réaction	
Séro diagnostic tuberculeux	
Remarques diverses	

Schéma de la lésion pulmonaire

EN AVANT — EN ARRIÈRE

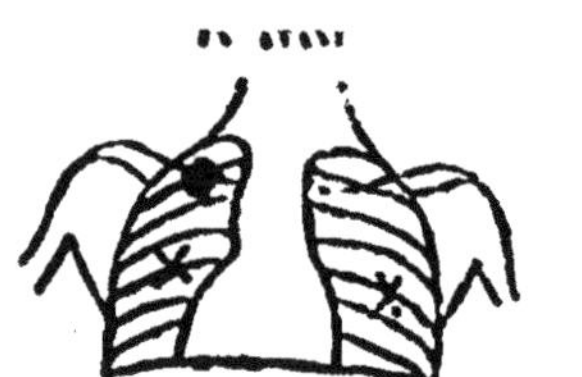

Jaune, 1er degré. — Rouge, 2e degré (infiltration). — Bleu, 3e degré (cavernes)

Consultations

Date	Ex clinique	Poids	Bacilles (0-5) Associations	Séro-diagnostic	Traitement (*)	Assistance
19 IV		62			457	
26 IV			+ 5		479	Sac n° 28 Crachoir.
3 V					498	Viande.
10 V	Accès fébrile				513	Id.
17 V					562	Id.
24 V					603	Id. + lit.
31 V					656	Id.
7 VI					715	Id.
11 VI					763	Id.
21 VI					796	Id.
28 VI					851	Id.

(*) Les numéros correspondent aux numéros des ordonnances du cahier confié par le Bureau de bienfaisance.

ANNEXE N° 3. — **Feuille d'enquête ouvrière.**

DISPENSAIRE ANTITUBERCULEUX
DE LYON
9, *rue Chevreul,* 9
TÉLÉPHONE 30-20

Date : 20 avril 1905
N° d'ordre : A 87

II. — ENQUÊTE OUVRIÈRE

Nom et prénoms..............................	Marie F.....
Age..	37 ans.
Domicile	rue ....., n°...
Profession...................................	tapissier.
Nom et adresse du patron..................	? (ne travaille plus depuis longtemps).
Le malade vit-il seul, en ménage, ou chez ses parents ?..............................	en ménage.
Le malade a-t-il des enfants ? Combien ?....................................	7 enfants.
Quel âge ont les enfants ?..................	12, 10, 8, 6, 5, 4 ans, 23 mois 1/2.
A-t-il perdu des enfants ?..................	un.
De quelles maladies et à quel âge ?...	méningite.
Salaire et heures de travail du malade..	4 francs, 10 heures.
Profession du conjoint ; salaire et heures de travail....................................	blanchisseuse.
Profession des enfants ; salaire et heures de travail....................................	un apprenti.
Profession des parents ; salaire et heures de travail....................................	néant.
Depuis combien de temps le malade est-il obligé de chômer ?..........................	6 mois.
Travaille-t-il à l'atelier ou à domicile ?..	à l'atelier.
La famille du malade tient-elle un commerce ?....................................	néant.
Lequel ? Rapport approximatif..........	

Le malade a-t-il des parents à entretenir ?............................	pas de parents.
Montant du loyer.....................	[illegible] fr. par mois.
Le ménage reçoit-il des secours de l'Assistance publique ? Lesquels ?.........	oui. 30 kil. de pain.
Le ménage reçoit-il des secours des œuvres privées ? Lesquels ?...........	non.
Le chef de famille est-il affilié à une Société de secours mutuels ? Laquelle et quels secours ?....................	néant.
Le chef de famille est-il affilié à une œuvre donnant des secours en cas de maladie ? Laquelle et quels secours ?.	néant.
Le malade reste-t-il chez lui ou se promène-t-il ?	se promène.
La mère place-t-elle des jeunes enfants aux crèches ou chez des gardeuses ?..	non.
Le malade a-t-il une alimentation suffisante ?............	tout à fait insuffisante.
— des vêtements chauds ?	
— des draps et des couvertures ?	mauvais état.
Où le malade crache-t-il ?.............	pas de crachoir.
Comprend-il la nécessité de ne pas cracher par terre et de détruire ses crachats dans l'intérêt de sa santé ?......	oui.
L'exercice de sa profession est-il pénible ?	assez pénible.
Quelle est, de l'avis du malade, la situation hygiénique de l'usine ou de l'atelier où il travaille ?.................	malsaine, poussière (cardage de crin).
Existe-t-il des antécédents alcooliques personnels ?.........................	oui, très nets.
Boisson préférée ; quantité absorbée par jour..................................	
Existe-t-il des antécédents alcooliques paternels ou maternels ?..............	pas d'alcoolisme.

Situation hygiénique du logement

De combien de pièces se compose le logement du ménage ?	3 pièces.
A quel étage se trouve-t-il ?	rez-de-chaussée.
Quelles dimensions a la chambre du malade ?	60 mètres cubes.
Combien de personnes couchent dans la chambre du malade ? Lesquelles ?	seul.
Combien y a-t-il de lits pour toute la famille ?	6 lits.
Le malade occupe-t-il un lit seul ?	oui.
État de la literie	médiocre.
Combien de ménages habitent la même maison	5 ménages.
Situation hygiénique générale de la maison	mauvaise, humidité.
La chambre du malade donne-t-elle sur la rue, sur une cour ou sur un jardin ?	une cour.
Combien de fenêtres a-t-elle ?	une fenêtre.
Peut-on les ouvrir facilement ?	oui.
D'où provient l'eau d'alimentation ? Puits ou eau de la ville ?	eau de la ville.
Où et comment se fait la lessive ?	au lavoir.
Où et comment sèche-t-on le linge ?	à la maison.
Propreté de la chambre du malade	médiocre.
Y a-t-il lieu de faire nettoyer et blanchir la chambre du malade ?	oui.
Est-il nécessaire de le faire changer de logement ?	oui.
Observations	très nécessiteux, 1 fr. 25 pour 10 personnes, ne travaillant pas.

Visites ultérieures

DATES	REMARQUES	DÉSINFECTION DU LOGEMENT
20 IV	[illegible] ouvriers.	
25 IV	....	Désinfection et blanchiment.
[illegible] V	Visite de l'inspecteur.	

ANNEXE N° 1.

Brochure distribuée aux malades du dispensaire antituberculeux de Lyon.

I

LA TUBERCULOSE

Sa fréquence.

La tuberculose est un fléau plus meurtrier que la peste, le choléra, la variole.

Elle tue chaque année, en France, *150 à 200,000 personnes*, c'est-à-dire un chiffre très supérieur à celui de la population de Saint-Étienne, par exemple.

Elle tue, chaque année, près de deux mille Lyonnais.

Elle frappe surtout la classe ouvrière.

Elle règne de préférence dans les logements les plus insalubres, dans les taudis.

La tuberculose est contagieuse (la graine).

La tuberculose est une maladie *contagieuse* causée par un germe, un microbe, nommé *bacille de Koch*, qui est comme la *graine de la tuberculose*.

Cette graine est *abondante dans les crachats* des phtisiques ; elle s'y conserve pendant des mois. Les *crachats desséchés* sont particulièrement à craindre, parce qu'ils se mélangent aux *poussières*.

Les *mouchoirs*, les linges souillés de crachats sont très dangereux.

La tuberculose, au début, n'est pas contagieuse ; c'est le Dispensaire qui, par l'examen des crachats, dira quels sont les cas contagieux. Contre ces derniers seuls, on prendra des mesures de préservation.

La tuberculose se propage aussi, chez les enfants, par le *lait* provenant de vaches tuberculeuses, lorsque ce lait est consommé cru. Le lait doit être pris bouilli ou stérilisé.

Ceux qu'elle frappe (le terrain).

Tout le monde peut devenir tuberculeux, en respirant ou en avalant des poussières chargées de bacilles de la tuberculose. Cependant, *certaines personnes sont plus exposées. La graine tuberculeuse, comme le grain de blé, doit trouver, pour germer, un terrain favorable,* prédisposé.

Les jeunes gens, les jeunes filles, les femmes enceintes, les convalescents prendront plus de précautions que les personnes d'âge mûr.

Les *causes suivantes d'affaiblissement prédisposent* beaucoup à la tuberculose, favorisent le développement du germe tuberculeux :

1° Le *logement insalubre* (surtout la malpropreté, l'humidité, le manque d'air et de soleil) : c'est le plus grand facteur de propagation de la tuberculose ;

2° La *mauvaise nourriture* ;

3° L'*alcoolisme* (cause favorisante de premier ordre — le cabaret est le pourvoyeur de la tuberculose) ;

4° La *mauvaise hygiène générale* (malpropreté du corps, de la literie, des vêtements) ;

5° La *misère* avec tout son cortège, le surmenage, les soucis, etc.

La tuberculose est guérissable.

Traitée à temps, *la tuberculose* (même la phtisie) *est parfaitement curable*. Elle *peut guérir à toutes les périodes*, mais surtout au début. C'est *la plus curable des maladies chroniques*, celle pour laquelle la médecine est la plus puissante. *Tout tuberculeux peut guérir*, s'il se soigne sérieusement. Il n'a aucune raison d'avoir honte de son mal, ou de le cacher : au contraire. Mais il doit se soigner à temps.

La tuberculose est évitable.

La contagion de la tuberculose est assez facile à éviter ; ce n'est pas une contagion comparable à celle de la variole, de la diphtérie, de la rougeole. Le tuberculeux ne doit pas être traité comme un pestiféré. *Avec des précautions, on peut vivre sans danger auprès de lui.*

Ces précautions s'adressent à la graine et au terrain.

1° Pour se préserver de la graine (*les bacilles*) : on évitera de respirer ou d'avaler des poussières chargées de crachats desséchés. Dans ce but, on fera cracher le tuberculeux dans un *crachoir*, qui sera ébouillanté tous les jours (ne jamais cracher à terre, ni dans la sciure de bois); on mettra ses *mouchoirs*, son *linge souillé* dans des *sacs spéciaux* qui seront apportés au dispensaire. On laissera *nettoyer et désinfecter l'appartement*, on blanchira les murs, de préférence à la chaux; on fera désinfecter complètement le logement au départ du tuberculeux. On *supprimera les tapis, les tentures et rideaux d'étoffe*, on *lavera les planchers* au moins une fois par semaine.

Lorsqu'il s'agira d'habiter un *nouveau logement*, on blanchira les murs à la chaux, et on lavera les planchers avec de l'eau chaude où on aura fait dissoudre 200 gr. de cristaux de soude pour 10 litres d'eau.

2° *Pour fortifier le terrain*, on évitera toutes les causes d'affaiblissement citées plus haut (alcoolisme, mauvaise nourriture, mauvais logement, etc.).

On éloignera, si possible, du tuberculeux les personnes les plus exposées (enfants, jeunes mères), qu'on enverra de préférence à la campagne.

La tuberculose n'est pas héréditaire.

Croire que les enfants de tuberculeux doivent forcément devenir tuberculeux est un préjugé absolument faux.

On n'apporte pas, en naissant, le germe de la tuberculose. On devient tuberculeux parce que, dans sa famille, à l'école, à l'atelier, à la caserne, on absorbe des *poussières souillées des crachats des phtisiques.*

Les enfants de tuberculeux sont seulement plus faibles, moins résistants, prédisposés; il faut, dès leur naissance, prendre pour eux les plus grands soins hygiéniques.

II

INSTRUCTIONS GÉNÉRALES

POUR

LES MALADES ET LEUR ENTOURAGE

Soins médicaux.

Soigner de bonne heure toute maladie qui fait tousser, pour éviter qu'elle ne se transforme en tuberculose.

Si on est tuberculeux, se soigner pour guérir, ce qui est toujours possible. Repos et grand air. Bonne alimentation (viande bien cuite, plutôt grillée).

Crachats.

Ne jamais cracher par terre. Cracher le moins possible dans les mouchoirs ; cracher dans des *crachoirs*, qu'on fera bouillir, tous les soirs, avec leur contenu. Il vaut mieux mettre un peu de lysol dans les crachoirs.

Quand on tousse, *se couvrir la bouche* avec son mouchoir. *Ne jamais avaler les crachats.*

Ne pas laisser *dans le même lit* un tuberculeux coucher avec une personne saine.

Hygiène générale.

Se tenir *très propre*. Se laver les mains et la figure, surtout la barbe, plusieurs fois par jour. Se brosser les dents et se laver la bouche matin et soir.

Éviter l'*humidité* et les *poussières*.

Ne jamais balayer à sec ; laver plutôt le plancher avec un linge humide. Faire un vrai lavage une fois par semaine.

Supprimer les tapis, tentures, rideaux d'étoffe.

Dormir, sauf par les temps froids ou humides, la *fenêtre ouverte* ou entr'ouverte, en ayant soin de se bien couvrir. Se coucher de bonne heure. Ne pas aller au café.

Envoyer les *enfants à la campagne*.

Alcool.

Éviter toute boisson contenant de *l'alcool distillé* (apéritifs, eaux-de-vie, cognacs, vins de quina, liqueurs en général) : cela prédispose à la tuberculose et fait dépenser l'argent qui serait mieux employé à acheter de la viande.

Tabac.

Ne pas fumer, cela fait tousser.

III

RAPPORTS DES MALADES

AVEC LE DISPENSAIRE

A. — Le **Dispensaire** a un quadruple but :

1° *Soigner médicalement* les malades indigents (que lui envoie le bureau de bienfaisance) ;

2° *Examiner les crachats* de ces malades (ou même d'autres qu'il ne soignerait pas) et reconnaître ainsi ceux qui sont contagieux et ceux qui ne le sont pas; ceux qui peuvent se soigner chez eux et ceux qui ont besoin de la campagne, du sanatorium (par exemple celui d'Hauteville) ou de l'hôpital :

3° Faire, dans la mesure de ses moyens, de l'*assistance raisonnée* (facilitée par l'enquête ouvrière et surveillée par l'enquêteur), surtout à l'aide de bons de *viande* ;

4° *Préserver l'entourage* du tuberculeux contagieux (ce qui est facile, nous l'avons vu), en fournissant un crachoir, en lavant le linge au Dispensaire, en nettoyant et en désinfectant l'appartement, en faisant l'éducation hygiénique de la famille (surtout par l'ouvrier enquêteur), en favorisant la propreté générale (par exemple, en mettant à la disposition de toute la famille du tuberculeux une installation hydrothérapique complète), en s'occupant d'envoyer pour un temps les enfants à la campagne, etc.

C'est dans ce but que le Dispensaire, différant en cela des autres établissements plus ou moins analogues, possède, outre sa salle de consultation : des *laboratoires*, une *buanderie* modèle, un *établissement hydrothérapique* complet, un *ouvrier enquêteur* spécialement éduqué, etc.

B. — *En conséquence*, pour que l'œuvre atteigne son but, le **tuberculeux** qui vient au dispensaire, et **sa famille**, doivent aider les efforts des médecins et de l'enquêteur :

1° En suivant exactement les *prescriptions médicales* ;

2° En se servant des *crachoirs* et en les faisant bouilir journellement ;

3° En apportant *au Dispensaire tout le linge souillé* dans les *sacs* qui leur sont confiés pour cela ;

4° En utilisant l'*hydrothérapie* du Dispensaire (le tuberculeux et sa famille) ;

5° En favorisant le *nettoyage*, la *désinfection*, puis *l'entretien du logement* ;

6° En suivant très minutieusement les recommandations de *propreté* et d'*hygiène générale*.

C'est avec tous ces concours que *le Dispensaire a l'ambition de faire rapidement diminuer la tuberculose à Lyon*.

CONCLUSIONS

I. Dans l'état actuel de notre législation et de nos mœurs, nous ne pouvons lutter contre la tuberculose comme on l'a fait en Angleterre (loi de 1875 sur les logements insalubres), ou en Allemagne (assurance obligatoire, sanatoriums populaires).

II. L'initiative privée (secondée par les corps élus, les institutions de bienfaisance, les bureaux d'hygiène) est le seul procédé que nous possédions pour lutter contre ce fléau.

III. Parmi les moyens aptes à donner de bons résultats, nous avons le dispensaire antituberculeux, type Calmette.

IV. Le rôle essentiel du dispensaire consiste : *a)* non seulement à soigner le tuberculeux, mais à lui venir en aide par des secours en nature (viande, lits, désinfection, etc.) ; — *b)* à établir autour du tuberculeux un cordon sanitaire qui l'empêche de propager les germes qu'il porte avec lui ; — *c)* à servir d'intermédiaire entre le malade et les pouvoirs publics pour faire les déclarations de tuberculose et faire surveiller les logements et ateliers dont les conditions hygiéniques laissent à désirer : — *d*) à faire l'éducation hygiénique du tuberculeux et de sa famille.

V. Tous les dispensaires « type Calmette » doivent, suivant les régions où ils sont institués et les fonds dont ils disposent, se plier aux exigences locales.

INDEX BIBLIOGRAPHIQUE

1 Brouardel. — Propagation de la tuberculose, moyens pratiques de la combattre. Paris. 1900, Masson, éditeur.

2 Calmette. — Les dispensaires antituberculeux et leur rôle dans la lutte sociale contre la tuberculose. La lutte antituberculeuse, IV. n° 1. 1903.

3 Charmont (P.). — Des lois d'assurances sociales et ouvrières allemandes (maladies, vieillesse, invalidité, accidents). Des établissements thérapeutiques créés par les caisses d'assurance en Allemagne. (Thèse Lyon. 1903. Lab. d'hygiène. Faculté de médecine de Lyon.)

4 Courmont (J.). — Le dispensaire antituberculeux. Lyon médical. 12 et 15 février 1905.

5 Courmont (J.). — Le dispensaire antituberculeux de Lyon. Presse médicale, 10 mai 1905.

6 Rochette. — Législation des logements insalubres (Loi de 1850). — Aperçu critique sur la législation étrangère (projet de la loi de 1901). — (Thèse Lyon. 1901. Lab. d'hygiène. Faculté de médecine de Lyon.)

7219 Lyon.—Imp. [illegible]

www.ingramcontent.com/pod-product-compliance
Ingram Content Group UK Ltd.
Pitfield, Milton Keynes, MK11 3LW, UK
UKHW020346250726
13967UKWH00005B/2133

9 782012 897106